CARACTÈRE ET ATTRIBUTIONS

DU MÉDECIN

DANS L'INSTRUCTION CRIMINELLE

ET

DEVANT LES COURS D'ASSISES,

Par Louis DELACROIX,

DOCTEUR EN MÉDECINE, EX–PRÉPARATEUR D'ANATOMIE ET LAURÉAT DE L'HÔPITAL LE PERFECTIONNEMENT (VAL–DE–GRACE), MEMBRE DU CONSEIL D'HYGIÈNE DE L'ARRONDISSEMENT DE CHALONS–SUR–MARNE.

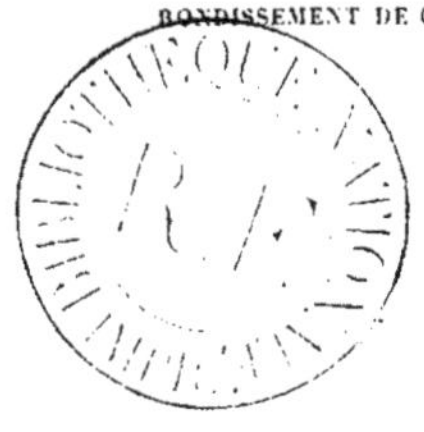

« Les lois criminelles n'ont pas été perfectionnées tout d'un
» coup... Les connaissances qu'on a acquises dans quelque pays,
» et que l'on acquerra dans d'autres sur les règles les plus sûres
» qu'on puisse tenir dans les jugements criminels, intéressent le
» genre humain plus qu'aucune autre chose qu'il y ait au monde. »

MONTESQUIEU. *Esprit des Lois*, liv. XII.

« *Medici non sunt proprie testes, sed est magis judicium*
» *quam testimonium.* »

FOSSYN. *Jurisprudence criminelle.*

CHALONS.

IMPRIMERIE DE BONIEZ-LAMBERT.

1852.

Auteurs consultés à l'appui de ce mémoire.

Orfila. Traité de médecine légale.

Collard de Martigny. Annales d'hygiène et de médecine légale.

A. Tardieu.   *Idem.*

Devergie. Traité de médecine légale.

Rose. Manuel d'autopsie cadavérique, traduit par Marc.

Teulet et d'Auvilliers. Codes annotés.

Achille Morin. Répertoire du droit criminel.

Chauveau et Hélie. Traité de jurisprudence criminelle.

Journal du palais, arrêts de la Cour de cassation (criminelle).

Tarif général des frais en matière criminelle.

Instruction générale du 30 septembre 1826.

A Monsieur

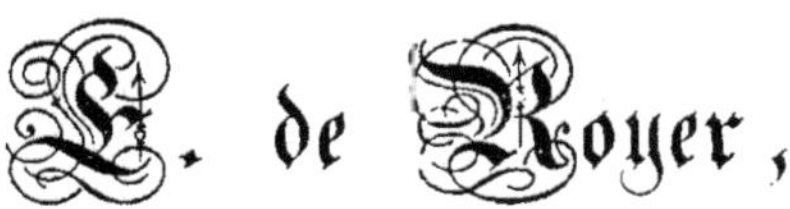

L. de Royer,

Conseiller d'État,

Ancien Garde des sceaux,

Procureur général près la Cour d'appel de Paris.

Hommage de profond respect.

L. Delacroix.

CARACTÈRE ET ATTRIBUTIONS

DU MÉDECIN

DANS L'INSTRUCTION CRIMINELLE ET DEVANT LA COUR D'ASSISES.

I.

En quelles circonstances le médecin doit-il être requis par la justice?

Tout attentat commis avec violence, contre une personne, a pour résultat immédiat un désordre dont la nature sert à déterminer l'espèce d'infraction commise, depuis celle qui est passible seulement des peines correctionnelles (*délit*), jusque celle, beaucoup plus grave, qui est caractérisée de *crime* par la loi, et se trouve en cette qualité du ressort des Cours d'assises.

Toutes les fois que, par la nature des choses, il y a certitude (*flagrant délit*), ou indice seulement que cet attentat a été ou a pu être commis, un médecin est requis par la justice pour connaître des faits qui en ont été le résultat, et des conséquences que ces derniers ont pu ou pourront entraîner, ainsi qu'il résulte de l'art. 43 du Code d'instruction criminelle, ainsi conçu :

« Le procureur du roi se fera accompagner, au besoin,
» d'une ou de deux personnes présumées *capables* par leur
» art ou leur profession *d'apprécier la nature* et les circon-
» stances du crime ou délit ; »

Et de l'art. 44 du même Code :

« S'il s'agit d'une mort violente, ou d'une mort dont la
» cause soit inconnue ou suspecte, le procureur du roi se
» fera assister d'un ou de deux officiers de santé, qui feront
» leur rapport sur les causes de la mort, et sur l'état du ca-
» davre. Dans ces deux cas, les personnes appelées prête-
» ront devant le procureur du roi, le serment de faire *leur*
» *rapport, et de donner leur avis en leur honneur et conscience.* »

L'art. 81 du Code civil, dans ce dernier cas, au lieu du
terme *officiers de santé*, spécifie, *d'un docteur en médecine ou
en chirurgie.*

II.

De la médecine légale, considérée comme science théorique et pratique.

1° L'ensemble des études médicales nécessaires pour connaître avec toute la certitude possible de ces faits, et de leurs
conséquences ; 2° l'application à chaque cas particulier des
connaissances acquises, constituent la médecine légale.

L'application de la médecine légale à l'exécution des lois,
forme un corps de doctrine, complétement étranger à l'art
de guérir, et il n'en est aucun qui exige de la part de celui
qui s'y livre avec soin, dans l'étude, plus de science variée
et approfondie ; dans l'application, plus de sagacité et de précision.

Il est assez généralement reçu, même dans les degrés éle-
vés de l'ordre social, que les connaissances médicales ordinaires suffisent pour faire de toute personne munie d'un di-
plôme un bon médecin légiste : c'est une erreur. En passant
rapidement en revue les différentes branches de l'art médical, j'espère pouvoir faire facilement comprendre que la
médecine légale les embrasse toutes, et exige une connaissance parfaite de chacune d'elles ; qu'elle n'en est en quelque sorte que le complément ; et qu'enfin elle s'en sépare par
un grand nombre de questions toutes spéciales.

A. — Études théoriques.

Pour bien apprécier la nature des désordres commis à la suite d'un attentat quelconque, ce n'est pas assez d'être bon anatomiste, de connaître la disposition et la structure des organes, leurs rapports entre eux. Les études d'anatomie médico-légale ont un cachet tout spécial. La manière de procéder exige une méthode particulière, une observation soutenue; enfin, une précision telle, qu'au commencement de ce siècle, alors que la science était encore chez nous à l'état d'enfance, Rose, médecin allemand, fixait, dans un traité remarquable pour cette époque et traduit par Marc, en 1808, la marche à suivre dans les autopsies judiciaires. Dans ces recherches, on ne doit jamais se départir de certaines règles fixées à l'avance, et sans lesquelles la confusion et l'erreur seraient inévitables.

Ces règles sont surtout applicables au fœtus et au nouveau-né. En prenant la vie dès son origine, le médecin légiste doit étudier, suivre pas à pas, toutes les phases de l'évolution fœtale, en connaître les conditions anatomiques, d'âge, de viabilité, de maladies; car si le fœtus se trouve arrêté dans le cours de la vie intra-utérine, ou n'apparaît au jour de son entier développement qu'à l'état de cadavre, c'est au médecin que souvent est confiée la tâche de prononcer si la mort est ou non le résultat d'un crime.

La question d'infanticide demande donc de la part de l'anatomiste une étude toute spéciale, et qui n'appartient qu'à la médecine légale seule.

En un mot, l'anatomie médico-légale forme la base de cette doctrine; son étude est de la plus haute importance, et toutes les conclusions prises à la fin de chaque expertise reposent presque en entier sur sa parfaite connaissance.

— L'étude approfondie des phénomènes physiologiques de la vie, n'est pas moins indispensable au médecin, pour l'aider à résoudre plusieurs problèmes importants, tels que celui de la respiration chez un nouveau-né, celui de survie en cas de mort simultanée de la mère et de l'enfant, au moment d'un accouchement malheureux ; ou de plusieurs personnes héritières l'une de l'autre, qui ont succombé dans le même accident, celui d'asphyxie par exemple.

—Dans le domaine si varié de la pathologie médico-légale, le médecin doit faire une étude spéciale des causes accidentelles qui peuvent mettre la vie en danger ou la détruire, telles sont les blessures de toute sorte, tous les agents d'asphyxie, les substances toxiques ; il doit connaître à fond les caractères propres à chacune d'elles, les signes essentiels qui prouvent leur action sur l'individu. Son but, à lui, n'est pas de guérir, mais de reconnaître, dans un cas de blessure, la nature de l'arme qui a servi à la produire, son degré de gravité, et quelquefois d'après sa direction, la situation de l'agresseur par rapport au blessé.

— Dans les cas d'asphyxies, il doit retrouver, à l'aide des données de la science, et de l'étude des caractères différentiels propres à chacune, quelle est l'espèce qui, dans le genre, a donné la mort.

—Mais c'est surtout dans les questions d'empoisonnement que surgissent les plus grandes difficultés d'investigation ; les études sont encore, dans ce cas, toutes spéciales. Il ne suffit pas de reconnaître les désordres anatomiques produits par telle ou telle substance, il faut appeler à son secours les lumières que la chimie peut fournir. Parlerai-je de ces analyses, qui, grâce aux progrès de la science, permettent aujourd'hui, dans le plus grand nombre de cas, de ressaisir le poison jusque dans la nature intime des tissus, et bien qu'il ait été transformé, de le forcer à se reproduire sous sa première forme, et avec tous les caractères qui lui sont propres? Ces travaux, dont la France peut revendiquer une large part dans la personne de M. Orfila, sont aujourd'hui pour tous une mine précieuse de vérité ; mais, aussi quelle difficulté de travail !

—— Entre le médecin qui guérit et le médecin légiste, il y a surtout cette différence, c'est que le premier est presque toujours instruit de la nature et de la cause des accidents ; il est rare que l'autre n'ait pas à lutter dans le cours de ses opérations judiciaires, et, dans le cas d'empoisonnement surtout, contre deux puissantes inconnues : l'ignorance et le mauvais vouloir, qui très souvent font obstacle à la découverte de la vérité.

— Les études spéciales, relatives au viol, à l'avortement, à l'accouchement, aux maladies dissimulées ou simulées, au problème des âges, et de l'identité, à ce protée si mobile des aberrations intellectuelles qui peuvent être du ressort de la médecine judiciaire, exigent encore de longues recherches à l'application desquelles doit toujours présider le jugement le plus sain.

— Il arrive souvent qu'un cadavre inconnu, et dont la mort remonte à une époque plus ou moins éloignée, soit soumis à l'examen du médecin pour qu'il puisse reconnaître si ce cadavre porte ou non des traces de violences ; ici encore un nouveau champ à exploiter, de nouvelles et pénibles études à faire. Les lois de décomposition qui réagissent sur les tissus privés de vie, impriment à l'organisation des modifications sans nombre, donnent naissance à de nouveaux phénomènes très variables, quant à leur développement, suivant la température, le genre de mort, les circonstances, les différents milieux dans lesquels ce cadavre a pu se trouver placé. En présence de ce tableau, souvent hideux, de putréfaction, le médecin bien pénétré des faits de l'anatomie pathologique normale, doit, avec le courageux sang-froid de la science, chercher à distinguer sur ce cadavre, ce qui est le résultat d'une décomposition ordinaire, ou de désordres opérés pendant la vie, et qui auront été la cause de la mort. Il faut qu'il puisse reconnaître, autant que l'état des organes le permettra, si ce cadavre ne porte pas en lui un autre principe de mort naturelle qui en aura été la véritable cause, tandis qu'on aura pu l'attribuer à quelques légères violences précédemment exercées. Il faut alors qu'il se rappelle de déplorables erreurs. A ce moment, aucun fait, si minime qu'il soit en apparence, aucun détail, même le plus léger, ne doit lui échapper ; car de lui seul peut quelquefois dépendre l'acquittement ou la condamnation d'un coupable ; l'impunité du crime ou une réparation nécessaire donnée à la justice des hommes , et ce qu'il y a de plus grave encore , la vie peut-être d'une victime injustement accusée.

Ce rapide énuméré suffit pour faire comprendre combien les études médico-légales diffèrent de celles qui ont pour but l'art de guérir , et quelle somme de connaissances théoriques il faut acquérir , en plus des données médicales ordinaires , pour être à même de remplir dignement la mission confiée par la justice.

B. — Études pratiques.

J'ai dit plus haut qu'il n'était pas de science qui exigeât, dans l'*application*, plus de sagacité et de précision. En effet, chaque fait médico-légal a sa physionomie particulière. La recherche des circonstances commémoratives exige, une habitude consommée et l'indépendance la plus grande. En présence de personnes qui accusent, ou de témoins qui cherchent à dissimuler, le médecin, revêtu du titre d'expert, doit peser, sans rien préjuger, chaque mot, chaque détail qui pourra l'aider à éclairer ses recherches. J'ai fait voir quel soin il fallait apporter à l'examen matériel du fait. Il y a de grandes difficultés pratiques à vaincre, pour quiconque n'y est pas habitué, dans la manière d'observer les désordres, de les grouper, de les décrire au rapport, avec précision et la plus complète impartialité ; dans l'énoncé surtout des conclusions de chaque rapport, qui devra être tel, qu'après sa lecture, autant toutefois que la chose sera possible, et à part, bien entendu, la déposition des témoins, il ne devra y avoir de la part des personnes *compétentes* aucune espèce de doute.

Enfin, il reste au médecin expert une dernière et délicate tâche à remplir, c'est celle de la déposition orale devant la cour d'assises.

Tout le monde sait qu'en Cour d'assises, le débat oral seul

constitue l'instruction ; aussi n'est-il pas donné lecture aux jurés du rapport de l'expertise médico-légale, à moins d'absence motivée de celui qui y a procédé, ou de dissemblances qui pourraient exister entre le rapport et la déposition. Le médecin doit donc à la cour, et principalement aux jurés, le compte rendu oral des opérations qu'il a faites, des désordres qu'il a constatés, des conséquences que ces derniers ont entraînées, des circonstances qui, médicalement parlant, ont pu en atténuer ou en aggraver la nature ; sa déposition comme son rapport doit être claire, précise, mise à la portée de toute intelligence ; il faut, en un mot que, par cette déclaration, chaque juré puisse se reporter à la perpétration du crime.

Le rôle du médecin doit se borner uniquement à l'explication des désordres produits, en évitant avec soin d'entrer ou de se laisser entraîner dans le système de la défense ou de l'accusation, et à l'énoncé le plus clair des conclusions auxquelles ces désordres ont donné lieu.

Les médecins qui ont eu à subir l'épreuve de la déposition orale, savent comme moi que l'habitude, en ce moment si solennel, et pour qui comprend la grandeur de sa tâche, ne s'en acquiert pas en un jour. C'est qu'alors chaque parole qui s'échappe de la bouche du médecin, en présence de la cour et des jurés, agit de tout son poids sur l'une des balances de la justice, tandis que de l'autre côté, et comme contrepoids, se trouvent l'honneur et quelquefois la vie d'un semblable.

Il est facile de comprendre maintenant la place importante que tient aujourd'hui le médecin dans les débats judiciaires. Science, esprit d'observation, talent de déduction, impartialité complète, enfin expérience pratique des opérations judiciaires, voilà ce qu'on est en droit d'exiger de lui, et ce qu'il doit toujours posséder. Indépendamment de la garantie qui qui en résulte pour les tribunaux et ponr l'accusé lui-même, cette expérience imprime au front du médecin un cachet de véracité et de considération qui lui vaudra, dans certains cas, d'être écouté *plus sérieusemeut* peut-être, si je puis m'exprimer ainsi, et devra tendre à faire réduire à sa juste valeur le doute en l'infaillibilité médicale, doute bien permis autrefois, mais qui, dans l'état actuel de la science, devrait de beaucoup s'effacer, et qui malheureusement produit encore aujourd'hui, je dirai même assez fréquemment, de bien fâcheux résultats.

Avant d'examiner quelles sont les attributions en vertu desquelles le médecin est appelé à opérer et à déposer devant la justice, il me semble nécessaire de jeter un coup-d'œil sur l'histoire de la médecine légale en France, surtout depuis le commencement de ce siècle ; il sera pent-être possible alors de se rendre un compte plus exact des motifs pour lesquels la loi a réglé ces attributions, comme elles le sont encore aujourd'hui.

III.

Historique de la médecine légale en France.

Pendant qu'en Allemagne, dès le XVIe siècle, les institutions légales et les études des médecins relatives à l'instruction des affaires criminelles, consacrées par une sage organisation, faisaient de véritables progrès, la médecine légale en France n'existait qu'à l'état rudimentaire.

« *Pendant longtemps*, dit Marc (1), *les tribunaux déplorèrent l'insuffisance et l'incertitude de la médecine légale.* »

Cela tenait à deux causes : à l'état peu avancé de la médecine en général, et aux perturbations profondes qui imprimèrent aux sciences un mouvement de recul prononcé, au moment de la révolution de 89.

Ainsi le décret du 18 août 1792 supprime les universités, facultés et corporations savantes, entachées alors de graves abus ; par le fait, l'exercice de la médecine se trouva livré

(1) Traduction du *Manuel d'autopsie médico-légale* de Rose, 1808.

momentanément à la plus effroyable anarchie. « Alors, dit
» encore Marc, on vit un nombre effrayant d'individus, dé-
» pourvus de toute espèce d'instruction, suivre les armées et
» les hôpitaux, s'y livrer aux opératious les plus routinières
» de la petite chirurgie, retourner dans leurs foyers et y ré-
» pandre, sous le titre *atrocement ironique* d'officiers de santé,
» les infirmités et la mort. » Il ajoute que ces mêmes êtres
dangereux étaient consultés de préférence par les tribunaux,
et que, pour se convaincre de la vérité du fait, il suffirait de
consulter les archives judiciaires qui conservent « *une ample*
» *collection de rapports médicaux qui semblent plutôt sortis de la*
» *plume d'une cuisinière que de celle d'un médecin.* «

Ces paroles suffisent pour faire voir ce que pouvait être la
médecine légale à cette époque. Ce chaos ne pouvait durer
longtemps. La loi du 10 mars 1803 réorganise les écoles de
médecine ; elle crée cinq ordres de médecins : 1° les docteurs
en médecine et en chirurgie ; 2° les officiers de santé reçus
par les jurys départementaux, après trois années d'études
et trois examens sur les éléments des sciences médicales ; 3° les
médecins et les chirurgiens reçus d'après les formes antérieu-
res à la suppression des facultés ; 4° les officiers de santé mi-
litaires de première classe ayant deux années de grade, sous
la simple obligation de soutenir thèse ; 5° enfin, et c'était
alors la classe la plus nombreuse, les médecins établis après
la suppression des universités, produisant un certificat signé
du maire et de deux notables de leur commune, attestant
qu'ils avaient à l'époque de la promulgation de la loi, au
moins *trois ans d'exercice.* Ledit certificat tenait lieu de di-
plôme d'officier de santé, *sans qu'il y eut besoin de justifier*
d'études.

C'est à ce corps médical, et sans distinction de classes,
qu'étaient alors confiées les expertises médico-légales ; excepté
cependant les autopsies, pour lesquelles l'article 81 du Code
civil exigeait, depuis 1803 seulement, la présence d'un docteur en médecine ou en chirurgie.

L'art. 27 de la loi du 10 mars 1803 dit bien : « *A compter*

» *de la publication de la présente loi, les fonctions de médecins* » *et de chirurgiens jurés, ne pourront être remplies que par des* » *médecins reçus suivant les formes anciennes, ou par des doc-* » *teurs reçus suivant celles de la présente loi.* » Mais dans des cas urgents, et eu égard au très petit nombre de docteurs qui existaient alors, il a dû être rarement possible de mettre en vigueur les dispositions de l'art. 27.

A ce moment, la médecine légale, en France, n'avait pour base que les travaux de Lecat, Winslow, Louis, Petit et Chaussier ; aussi, sous le point de vue scientifique, elle était chez nous bien inférieure à ce qu'elle était alors en Allemagne.

Bientôt, sous l'influence d'un enseignement spécial dans les facultés, elle prit un rapide essor : aujourd'hui, grâce aux travaux de MM. Orfila, Devergie, Tardieu, et Chevalier, etc., etc., des Foderé, Marc, Barruel, Ollivier d'Angers, Leuret, etc., etc., après être restée longtemps sans physionomie propre, sans caractère de spécialité, perdue au milieu d'autres sciences, la médecine légale, après un pénible enfantement, s'est constituée science à part, et a pris le rang que lui assignait son importance. Tous les jours elle s'enrichit de nouvelles découvertes, et aggrandit rapidement son domaine. Depuis 1808, une série non interrompue d'investigations les plus positives et les plus sévères, malgré des obstacles sans nombre, permet d'espérer que l'on arrivera bientôt pour les faits qui existent, et si cela n'est pas déjà fait, aux limites possibles de la certitude. Sans doute de nouveaux crimes, en matière d'empoisonnement surtout, pourront nécessiter de nouvelles recherches (L'affaire Bocarmé nous en offre un récent exemple.) ; mais telle qu'elle existe aujourd'hui, la médecine légale est en état de donner à la justice toutes les garanties qu'on a le droit d'exiger d'une science qui n'est pas mathématique.

IV.

Caractère et attributions du médecin dans le cours de l'instruction criminelle et devant la Cour d'Assises.

Quelles sont les dispositions actuelles de la loi qui déterminent le caractère et les attributions du médecin, lorsqu'il est requis de procéder à une expertise médico-légale, et de paraître ensuite aux débats pour y rendre compte de ses opérations ?

A.— PENDANT L'INSTRUCTION CRIMINELLE.

Le caractère du médecin requis pour constater la nature d'un crime ou d'un délit, se trouve défini par les termes des articles suivants, et ainsi conçus :

« 1° Le procureur du roi (*lorsqu'il procède en parcille cir-* » *constance*) se fera accompagner d'une ou de deux personnes » *capables d'apprécier la nature du crime ou délit.*) »

(Code d'inst. criminelle. art. 43.

« 2° S'il s'agit d'une mort violente, ou d'une mort dont la » cause soit inconnue ou ;suspecte, le procureur du roi se » fera accompagner d'un ou de deux *officiers de santé* qui fe- » ront leur rapport sur la mort et sur l'état du cadavre. »

Les personnes appelées dans les deux cas précédents *prête-ront le serment de faire leur rapport et de donner leur avis en leur honneur et conscience.*

(Code d'inst. criminelle. art. 44.)

« 3° Lorsqu'il existera des circonstances de nature à faire » naître des soupçons sur la cause de la mort, l'inhumation » ne pourra être faite qu'après qu'un officier de police, *as-* » *sisté d'un docteur en médecine ou en chirurgie*, aura fait un » rapport sur l'état dn cadavre.

(Code civil, art. 81.)

Ainsi donc, d'après le texte même de ces articles, toutes les fois qu'un médecin est requis de constater la nature ou la gravité d'un attentat commis contre une personne ; toutes les fois qu'il est nécessaire, pour arriver à la connaissance du fait, de pratiquer une opération sur le cadavre, ou de procéder à l'analyse chimique de certains produits; toutes les fois qu'il est appelé, en cas d'incertitude ou de suspicion, à contrôler un rapport précédemment émis sur une opération déjà faite, ou à procéder en second lieu à une nouvelle analyse des matières suspectes, il est, en vertu des articles 43 et 44 du Code d'instruction criminelle, et par la formule du serment que l'art. 47, même Code, l'oblige de prêter, *sous peine de nullité*, revêtu du titre et du caractère d'expert.

B. — DEVANT LA COUR D'ASSISES.

La loi s'est-elle expliquée relativement aux attributions du médecin considéré comme expert dans l'instruction et cité à raison de ses opérations devant la Cour d'assises?

Je lis dans le Code d'instruction criminelle :

« ART. 35. Le procureur général présentera la liste des té-
» moins qui devront être entendus à sa requête, et à celle de
» la partie civile ou de l'accusé. »

« ART. 317. Avant de déposer, les témoins prêteront le
» serment, *sous peine de nullité*, de parler sans haine et sans
» crainte, de dire la vérité, toute la vérité, rien que la vé-
» rité. »

ART. 319. Après chaque déposition, *le président demandera
» au témoin si c'est de l'accusé qu'il a voulu parler.* »

Dans ces trois articles du Code d'instruction criminelle, il n'est parlé ni du médecin, ni des experts, ni des interprètes. Le mot *témoin* est évidemment employé comme expression générale, signifiant toute personne en état de donner un renseignement quelconque sur le fait incriminé, de même que dans l'article 44, le terme générique d'*officier de santé*, eu égard à l'époque où le code a été rédigé, ne servait qu'à commenter l'article 43 disant : « *Toute personne présumée capable
» par son art ou sa profession*, etc. »

Le Code d'instruction criminelle ne détermine donc pas la qualité du médecin cité devant la cour d'assises pour rendre compte à la justice du résultat de ses observations faites sur le corps du délit.

A ce sujet, je lis dans le tarif des frais en matière criminelle (décret du 18 juin 1811, promulgué trois ans après le code, article 25) :

« Dans les cas où les médecins, chirurgiens, experts ou in-
» terprètes seront appelés, soit devant le juge d'instruction,
» *soit aux débats*, à raison de leurs déclarations, visites ou
» rapports, les indemnités dues pour cette comparution leur
» seront payées *comme à des témoins, s'ils requièrent taxe.* »

L'article 2 du décret du 7 avril 1813 fixe l'indemnité des médecins et experts en cette circonstance.

Les indemnités dues aux médecins à raison de leurs opérations judiciaires, des déplacements auxquels ces opérations donnent lieu, et de leur transport devant la Cour d'assises, sont fixées ainsi que l'indique le tableau ci-après :

EXTRAIT

DU

TARIF GÉNÉRAL DES FRAIS DE JUSTICE

EN MATIÈRE CRIMINELLE.

DATE DES LOIS, DÉCRETS, ORDONNANCES portant fixation des droits, indemnités ou taxes qui peuvent être accordées.	MÉDECINS ET CHIRURGIENS.	MONTANT DES ALLOCATIONS		
		Paris.	Villes de 40.000 habitants et au-dessus.	Villes de population inférieure (***)
	TITRE Iᵉʳ. — **CHAPITRE 2.**			
Déc. du 18 juin 1811, Article 17.	Lorsqu'ils sont appelés pour faire des opérations quelconques, il est accordé:			
	1° Pour chaque visite et rapport, y compris le premier pansement, s'il y a lieu............	6ᶠ »ᶜ	5 »	3ᶠ »
	2° Pour ouverture de cadavre, et en sus des droits ci-dessus..............................	9 »	7 »	5 »
	CHAPITRE 8. *Frais de transport hors de la résidence.*			
Articles 90 et 91. (Expertise.)	1° Pour chaque myriamètre parcouru en allant et en revenant, il est accordé............	2 50	2 50	2 50
	2° Pour chaque jour de séjour forcé en route	2 »	2 »	2 »
	3° Pour chaque jour de séjour dans la ville où se fait l'instruction de la procédure, et qui n'est pas celle de leur résidence (*)............	4 »	2 50	2 »
Article 25.	Lorsqu'ils sont appelés, soit devant le juge d'instruction soit aux débats, à raison de leurs déclarations, visites ou rapports, les indemnités dues pour cette comparution leur seront payées comme à des témoins ordinaires, s'ils requièrent taxe.			
Déc. du 7 avril 1813, art. 2.	1° Dans le lieu de leur résidence, et s'ils ne se transportent pas à plus d'un myriamètre, pour chaque jour, il est accordé aux témoins.	2 »	1 50	1 »
	2° S'ils se transportent à plus d'un myriamètre dans l'arrondissement, par myriamètre parcouru....................................	1 »	1 »	1 »
	3° S'ils se transportent à plus d'un myriamètre hors de leur arrondissement, par myriamètre parcouru..........................	1 50	1 50	1 50 (**)

(*) Excepté pour les médecins qui reçoivent *un traitement quelconque* de l'État, des administrations, des établissements publics ou des communes.
(**) Quinze centimes par kilomètre.
(***) Le tarif de 3ᵉ classe est bien plus fréquemment appliqué que celui des deux premières.

Les dispositions du tarif en matière criminelle sont les mêmes pour les experts que pour les médecins et chirurgiens, quant aux frais de transport hors de la résidence, soit à raison de leurs opérations, soit pour répondre à l'appel du juge d'instruction ou aux débats. (*Article 25 du décret du 18 juin 1811 et article 2 du décret du 7 avril 1813.*)

Il leur est alloué pour leurs opérations et par vacation de trois heures : à Paris, 5 francs; dans les villes de 40,000 habitants et au-dessus, 4 francs; dans les villes de population inférieure, 3 francs.

— Chaque vacation de nuit est payée moitié en sus (1).

— Il ne peut y avoir que deux vacations de jour et une de nuit, dans les vingt-quatre heures.

— Le prix des fournitures nécessaires leur est remboursé (2).

— Les médecins et chirurgiens chargés de procéder à des opérations chimiques ont droit à la même indemnité que les experts.

Pour compléter cet examen des tarifs, je ne puis m'empêcher de mettre en regard les tarifs des frais d'expertise en matière civile, soit pour les opérations, soit pour transport, et de constater la différence qui existe entre les deux espèces.

1° VACATIONS.

Art. 159.	Pour les architectes (province)..	6ᶠ „ᶜ
Tarif civil......	Pour les laboureurs.	3 „
Tarif criminel...	Pour le médecin.	3 „

---

(1) Les indemnités allouées aux médecins sont les mêmes, *soit qu'ils aient opéré le jour ou la nuit.* Il n'y a de distinction à faire à cet égard que lorsqu'ils ont agi comme experts. (*Décision du Garde des sceaux, du 5 juin 1825.*)

(2) Le médecin qui, en faisant les opérations requises, brise ses instruments, n'a pas le droit d'en réclamer le prix, car l'accident provient, ou *de sa maladresse* ou de la mauvaise qualité de ses instruments. (*Décision du Garde des sceaux, 13 décembre 1828.*)

Je me borne à citer ces deux décisions sans y ajouter aucune réflexion.

2° Myriamètres parcourus.

Art. 160.	Architecte (province)........	4	50
Tarif civil......	Laboureur...................	3	»
Tarif criminel..	Médecin (expert)...........	2	50
	Idem (témoin)...........	1	50

Art. 63. — *Tarif civil.* — Expertise en vérification d'écritures et en cas de faux incident, lorsque la distance est de plus de deux myriamètres du lieu où se fait la vérification à celui de la résidence, pour la journée.. 24 »

V.

Examen de l'article 25 du tarif des frais en matière criminelle.

Ainsi donc, le médecin appelé comme expert, en vertu des articles 43 et 44 du Code d'instruction criminelle, pour procéder à des opérations médico-légales, perd ce titre par l'article 25 du décret du 18 juin 1811 ; et, devant la cour d'assises, où il vient rendre compte de ses déclarations, visites ou rapports (la loi ne dit pas *opérations*), il n'est plus considéré que comme simple témoin.

Cette position mixte et ambiguë, et surtout l'application du double serment que le médecin est appelé à prêter, a donné lieu à de fréquents pourvois en cassation.

Parmi les nombreux arrêts qui ont été rendus à ce sujet, je n'en citerai qu'un, qui confirme cet article 25 : c'est celui qui rejette le pourvoi d'Elisabeth Barré, femme Ziller, condamnée à mort par la Cour d'assises de la Moselle, le 24 juin 1841 :

« 24 juillet 1841.

» La cour...

» Ouï, etc.,

» ...Sur le quatrième moyen tiré de la violation prétendue » des articles 44 et 47 du Code d'instruction criminelle, en » ce que trois médecins, les sieurs Muel, Leras et Guillaume,

» appelés à déposer en qualité d'experts, devant rendre compte
» de l'opération d'autopsie par eux faite, n'ont prêté devant
» la cour d'assises que le serment de témoins et non celui
» d'experts ;

» *Attendu* que si, dans le cours de l'instruction écrite, les
» médecins ci-dessus dénommés avaient été appelés en qua-
» lité d'experts à procéder à la visite et à l'autopsie du corps
» de la femme homicidée, à l'effet de connaître et de consta-
» ter la cause de la mort et d'en dresser procès-verbal, leur
» mission, comme experts, s'est trouvée *accomplie* par la ré-
» daction du rapport par eux déposé, conforme aux pré-
» ceptes de l'art et revêtu de leurs signatures; mais que, de-
» vant la cour d'assises, *où ils ont été assignés simplement*
» *comme témoins*, leur situation n'était plus la même, puis-
» qu'ils n'avaient à se livrer à aucune expertise, mais qu'ils
» devaient seulement *déposer de ce qu'ils avaient vu et observé*
» *dans l'expertise par eux faite et terminée dans le cours de*
» *l'instruction;* que, par conséquent, en les entendant après
» leur avoir fait prêter seulement le serment de témoin, le
» président n'a pas méconnu les articles 44 et 47. . . . .
» **Par ces motifs... rejette le pourvoi.** »

La cour de cassation, degré le plus élevé de la hiérarchie
judiciaire, a pour devoir de maintenir l'unité de la législation.
Elle prend pour base de ses décisions, sur les moyens de droit,
les faits établis par les jugements et arrêts qui lui sont défé-
rés. Du moment où l'article 25 du décret du 18 juin 1811,
qui déclare que les médecins experts, appelés à déposer, seraient considérés comme témoins, n'est pas abrogé, la cour
de cassation doit faire exécuter la loi; aussi, dans cette décision, la cour part-elle de ce principe, *que les médecins ont été*
régulièrement assignés comme témoins.

Et, cependant, un expert cesse-t-il d'être expert par cela
même qu'il donne le compte rendu de son expertise? Si j'in-
siste autant sur cette distinction, c'est qu'elle me semble des
plus importantes.

A. -- **Caractère du témoin**.

Le témoin dépose de ce qu'il a vu et entendu, de ce qui s'est passé sous ses yeux : ce qu'il dit n'a rapport qu'au fait brut. On ne fait appel ni à son jugement ni à son raisonnement. On ne lui demande que la mémoire ; il doit se rappeler fidèlement ce qu'il a vu et entendu, pour le reproduire aux débats. Le témoin n'a besoin d'aucune étude antérieure ; si bornée que soit son intelligence, il est toujours apte à déposer, à moins qu'il ne soit reconnu comme idiot ou en démence ; il n'a pas de réflexions à ajouter à sa déposition.

Les femmes peuvent être appelées comme témoins. Un interdit, un insensé même pourrait être cité comme témoin, *s'il était prouvé* que ce témoin était dans un intervalle lucide, lorsque les faits dont il dépose se sont accomplis sous ses yeux et qu'il est encore dans le même état lucide lorsqu'il les rapporte à la justice. Ces deux conditions sont indispensables et la déposition ne doit être admise qu'à titre de renseignement.

Les témoins qui se trouvent dans le cas des prohibitions fixées par l'article 322 du Code d'instruction criminelle, les enfants au-dessous de quinze ans, sont encore des témoins admis sans formule de serment et seulement par forme de dé_claration.

B. -- **Caractère du médecin**.

Le médecin, au contraire, cité devant la cour d'assises, à raison du fait incriminé qu'il est appelé non-seulement à *constater*, mais à *connaître dans sa nature et ses conséquences*, déclare, à propos : 1° du viol, s'il a été ou non consommé ; 2° de blessures, quel était leur nombre, leur degré de gravité, les conséquences qu'elles ont eues, l'instrument qui a servi à les produire, et quelquefois même la position du blessé au moment où il a été frappé, etc., etc.

Il y a cette différence entre le témoin ordinaire et le médecin : 1° que ce dernier, dans le cours de l'instruction écrite, prête le serment d'expert, tandis que l'autre prête celui qui est exigé par l'article 317 du Code d'instruction criminelle ;

2° Que le témoin peut être argué de faux à raison de sa déposition, et qu'il n'en est pas de même pour le médecin ;

3° Qu'enfin (article 319, Code d'instruction criminelle), après chaque déposition, le président doit demander au témoin si c'est de l'accusé présent qu'il a entendu parler, question qu'il ne peut pas adresser au médecin.

Voyons, seulement en quelques mots, quelle est la valeur de l'expert au moment de ses opérations et quand il vient en rendre compte.

— « *L'information écrite n'ayant pour objet que de préparer le débat oral*, les rapports d'experts ne valent que comme simples renseignements. » Ainsi jugé par la cour de cassation, le 2 avril 1831.

D'un autre côté, l'instruction générale du 30 septembre 1826 dit, paragraphe 48 : *« Les rapports d'experts (médecins) ne » sauraient être considérés ni comme des procès-verbaux consta- » tant le délit, ni des déclarations écrites des témoins »*

Du moment où le rapport écrit n'est pas acquis à l'instruction orale, et qu'il ne peut en être donné lecture qu'en cas de discussion ou de contradiction avec la déposition, il me semble bien évident que les débats constituent *une nouvelle instruction :* la première, écrite, ayant servi seulement à établir le cas de renvoi devant la cour d'assises. Chaque déposition se reproduit alors, en présence des jurés, avec son caractère primitif; celle des témoins, pour instruire les jurés des détails du fait au moment de son accomplissement; celle du médecin, qui est une véritable démonstration, pour les éclairer sur le résultat de ce même fait.

J'ai dit plus haut quel devoir le médecin avait alors à remplir : il est inutile d'y revenir.

J'ai fait voir combien, au moment où la loi a statué (en 1803 et en 1811), sur les attributions des médecins en matière criminelle, la science était peu avancée, et surtout combien peu l'on pouvait compter sur la capacité du corps médical en général. Aussi , ne faut-il pas s'étonner du peu d'importance que les tribunaux attachaient alors aux expertises médico-légales : les dispositions de l'art. 25 du décret de 1811 sont complètement en rapport avec les idées qu'on avait généralement alors sur le peu de parti qu'on pouvait tirer des recherches médico-légales.

Les indemnités accordées aux experts , à la suite d'opérations ou de déplacements , par les décrets de 1811 et 1813 , témoignent encore hautement du peu de valeur qu'on accordait à ces opérations. Le tarif en outre était peut-être considéré comme suffisant , car d'un côté , les ressources du trésor se trouvaient fort restreintes , et les rénumérations de toute espèce , alors en rapport avec le prix ordinaire des objets de consommation , étaient bien au-dessous de leur valeur actuelle. Ce tarif est aujourd'hui d'une insuffisance absolue.

« On apporte , disait en 1832 , M. Collard de Martigny (1) (il y a de cela 20 ans) , « une économie beaucoup trop sé-
» vère dans les expertises médico-légales ; la plupart présen-
» tent de grandes difficultés et un immense dégoût ; elles exi-
» gent des recherches , des travaux , des écritures , bien peu en
» rapport avec la modique somme allouée. Parfois même ,
» surtout lorsqu'il s'agit d'analyses chimiques , les déboursés
» pourraient excéder les honoraires , si pour n'être pas dupes ,
» et dans le seul but de proportionner le salaire au travail ,
» les opérateurs n'augmentaient pas leurs vacations au delà
» de ce qui eût été indispensable. Que résulte-t-il de cette
» espèce de lésinerie du tarif ? Que le trésor paie autant , et
» que la justice marche moins vite.

« L'intérêt de la justice , l'importance des expertises qui
» touchent presque toujours à l'honneur , à la liberté ou à la
» vie des citoyens , sont de beaucoup supérieurs à une aussi
» faible considération fiscale. Cet argent , les contribuables ne
» ne le contesteront point à celui qui doit protéger l'inno-
» cence ou découvrir le crime. »

---

(1) Annales d'hygiène et de médecine légale , tome 7.

Et encore, dans le cas de condamnation, ces frais sont rarement à la charge de l'Etat.

Pour démontrer la justesse, plus sensible peut-être aujourd'hui qu'en 1832, des observations de M. Collard, prenons des exemples : 1° l'expert requis de se transporter à un myriamètre et plus de sa résidence, pour procéder à une visite, reçoit pour deux myriamètres, un d'allée et un de retour. . . . . 5f »c

Pour la visite et le rapport . . . . 3 »

TOTAL . . . . 8f »

La location d'un cheval et sa nourriture en route, coûtent . . . . 6f »c

Un repas . . . . 2 »

TOTAL . . . . 8f »c

Reste pour le temps employé, et le rapport à faire. 0f 0c

2° Il est accordé, pour une autopsie :

(Dans les centres de population au-dessous de 40,000 habitants et ce sont de beaucoup les plus nombreux),

La somme de . . . . 5f »c

Une opération de ce genre nécessite souvent un examen de quatre à cinq heures ; les études à faire dans le cabinet demandent quelquefois plus de temps encore. Il est rare qu'un rapport, consciencieusement rédigé, puisse être fait en moins de trois heures, total : 10 heures *au minimum* d'un travail tout spécial et scientifique, pour lequel le médecin reçoit une indemnité de *cinq francs* (1).

L'insuffisance d'indemnité est bien plus grande encore quand il s'agit de frais de déplacement accordés au médecin, expert dans l'instruction, et cité comme témoin devant la cour d'assises.

Ainsi, par exemple (je parle toujours des médecins légistes

---

(1) Somme dans laquelle il faut comprendre les frais *d'entretien* des instruments employés.

de province et des cas qui se rencontrent le plus fréquemment), l'indemnité accordée pour le transport de Châlons-sur-Marne à la cour d'assises de Reims (allée et retour compris), est de 12 francs 75 centimes. La distance entre ces deux villes est de 44 kilomètres. L'heure à laquelle commencent les débats force le médecin de partir la veille , et si ces débats ne se terminent que fort avant dans la journée, il se trouve dans la nécessité de ne retourner dans ses foyers que le lendemain matin.

En récapitulant les frais de voiture et de séjour obligé à l'hôtel, il en résulte que , chaque fois qu'il est appelé à déposer devant la cour d'assises , et je puis en parler d'après ma propre expérience , il se trouve en perte d'une somme au moins égale à celle qui lui a été allouée. Le même déficit existe pour les médecins appelés des arrondissements de Sézanne, Vitry et Sainte-Ménehould. Je ne parle pas, encore, du préjudice matériel causé au médecin par deux ou trois jours d'absence de sa clientèle, et aux malades par le manque de soins qu'ils reçoivent habituellement.

Il est pénible, dans une question aussi relevée que celle des opérations judiciaires, d'être obligé d'aborder la question d'intérêt ; mais le fait est là dans toute sa triste nudité , et , comme il se reproduit fréquemment, il était impossible de le passer sous silence.

Cependant , depuis un assez grand nombre d'années, on a reconnu toute la valeur des renseignements que la médecine judiciaire est appelée à fournir dans les cas qui sont de son ressort.

Je citerai comme preuve l'art. 17 de l'instruction générale du ministre de la justice , en date du 30 septembre 1826 ; en voici les termes :

« Les magistrats et les officiers de police judiciaire ne sauraient apporter trop de soin dans le choix des gens de l'art dont ils peuvent se faire assister , en vertu des art. 43 et 44 du Code d'instruction criminelle , pour constater le corps du délit. Les opérations de médecine légale surtout exigent cette précaution : elles sont souvent difficiles et délicates , et *elles ont une grande influence sur le jugement des affaires les plus graves.* C'est un double motif de ne les confier qu'à des hommes instruits, expérimentés, et capables de les bien faire. Les erreurs et les méprises qui se commettent au moment du flagrant délit sont trop souvent irréparables, et quand il serait possible de recommencer avec succès ce qui a été mal fait dans le principe, il en résulterait toujours un surcroît de dépenses qu'on aurait prévu par un choix plus éclairé. Pour guider dans ce choix important les officiers de police inférieurs, chaque procureur du roi pourrait choisir à l'avance les médecins véritablement dignes de sa confiance dans chaque commune ou chaque canton, en leur recommandant de les appeler exclusivement pour les opérations qu'ils seraient dans le cas de requérir, avant d'avoir pu en référer au procureur du roi. Les médecins, jaloux de répondre dignement à un témoignage d'une honorable confiance, se livreraient d'une manière *plus spéciale à l'étude des matières médico-légales*, et l'on aurait ainsi assuré la régularité des opérations *qui servent souvent de base* aux procédures criminelles. Pour prévenir tout refus ou mauvais prétexte de la part des personnes qui seront ainsi appelées, chaque tribunal peut faire choix à l'avance d'hommes expérimentés, de manière qu'on soit plus sûr de les trouver au besoin. »

De cette instruction ressort la nécessité pour les tribunaux de se servir d'hommes expérimentés et spéciaux. A mérite égal, il n'est pas toujours possible d'acquérir la même habitude des opérations judiciaires (et j'ai fait voir plus haut, combien cette expérience était importante), car, même dans l'étendue d'un canton, les affaires d'instruction criminelle pour attentat contre les personnes ne sont pas tellement fréquentes, que chaque médecin puisse l'acquérir facilement ; il peut se faire même qu'un médecin, aussi instruit que l'on voudra, ne soit appelé que deux ou trois fois dans le cours de son existence médicale, pour des cas successifs de strangulation, d'asphyxie, d'infanticide, etc.

D'un autre côté, un assez grand nombre de médecins, à raison de conditions d'âge, de spécialité, de clientèle, et surtout à raison des difficultés que présente l'étude de cette science ingrate, évitent de s'y adonner. Aussi, conformément à l'instruction du 30 septembre 1826, chaque parquet a-t-il fait choix généralement, à l'avance, du médecin qui possède sa confiance, et auquel il remet le soin des expertises médico-légales. Qu'arrive-t-il alors ? c'est que ces médecins, par cela même qu'ils sont plus souvent, je dirais presque *exclusivement appelés*, sont ceux précisément sur lesquels retombe l'insuffisance des tarifs actuels; et plus ils font d'opérations judiciaires, plus le préjudice matériel que leur cause l'absence de leur clientèle est considérable.

Pour démontrer combien le caractère des experts est souvent méconnu par les tarifs, qui, même dans les cas les mieux fondés, n'accordent au médecin que la taxe de témoin, je citerai le fait suivant :

Au mois de décembre 1849, M. le docteur Tardieu est appelé de Paris à la Cour d'assises de l'Aube, comme expert dans une affaire d'infanticide.

Conformément au tarif, la cour taxe cet honorable médecin comme un témoin ordinaire; M. Tardieu refuse et en réfère à M. le Garde des sceaux, qui répond en ces termes :

Paris, le 12 janvier 1850.

MINISTÈRE DE LA JUSTICE.

DIRECTION
de la comptabilité et des pensions.

2ᵉ BUREAU.
N° 8,956. — I., A.

MONSIEUR.

« Je vous transmets, en réponse à la réclamation que vous m'avez adressée le 17 décembre dernier, un mandat, que j'ai délivré aujourd'hui pour vous faire payer la somme de 80 francs, a laquelle j'élève l'indemnité que j'ai reconnu devoir vous être allouée pour votre transport à Troyes, où vous avez comparu devant la Cour d'assises en qualité de médecin expert dans une affaire d'infanticide.

» Je vous prie de m'accuser la réception de ce mandat.

Le Garde des sceaux,

Signé ROUHER.

Depuis, dans plusieurs circonstances, et notamment à Melun, pour une analyse de taches de sang, M. le docteur Tardieu a été payé comme expert sur la présentation de cette pièce. — La réclamation de ce médecin légiste était donc fondée, puisque M. le Garde des sceaux y a fait droit immédiatement.

Il n'y a de médecin expert devant la Cour d'assises que celui qui est appelé, en vertu du pouvoir discrétionnaire, *et au moment des débats*, soit à émettre son avis sur un des faits de la cause ou sur les conclusions auxquelles ces faits ont déjà donné lieu, soit à procéder à une opération quelconque jugée nécessaire.

M. Tardieu était dans ce cas; cependant la Cour d'assises ne le considérait que comme simple témoin, et il n'a rien moins fallu que la décision de M. le Garde des sceaux pour que ce médecin pût obtenir d'être payé comme expert.

VI.

Je résume tout ce que je viens de dire, sous la forme des propositions suivantes :

1° La médecine légale est une science dont l'application devient de jour en jour plus importante dans les affaires d'instruction criminelle.

2° Elle exige des études spéciales, approfondies et continuelles.

3° Elle demande en outre une grande habitude *pratique* des opérations et des débats judiciaires.

4° A l'aide des découvertes dont elle s'est enrichie, l'expert peut arriver fréquemment à un degré de certitude complet dans les limites du possible, bien entendu.

5° L'état actuel de la médecine en général et de la médecine légale en particulier, permet d'accorder aux dépositions de médecins experts plus de confiance qu'elles n'en ont eu jusqu'alors; il y a même intérêt pour la justice, pour l'accusé et pour la science elle-même, que cette confiance soit accordée.

6° Dans le cas de doute, le médecin instruit n'hésitera pas à faire part de son incertitude, tandis qu'un médecin inexpérimenté s'empressera quelquefois d'affirmer ce que souvent il ne pourrait pas prouver.

7° Les opérations judiciaires ne sont pas assez fréquentes dans un arrondissement, pour que tous les médecins de cet arrondissement puissent acquérir à un égal degré l'expérience pratique en médecine légale.

8° Il serait utile, sous ce rapport, que le même médecin fût toujours chargé des principales opérations judiciaires qui sont à faire dans son canton ou dans son arrondissement.

9° Les règlements relatifs au caractère et aux attributions du médecin en instruction criminelle, datant de 1811 et de 1815, ne sont plus en rapport avec l'état actuel de la science et des besoins matériels.

10° Il serait avantageux pour tous, que les médecins (docteurs en médecine et en chirurgie) cités devant la Cour d'assises à raison des opérations qu'ils ont été appelés à pratiquer, le fussent comme experts et non comme témoins.

11° Les indemnités dues aux médecins légistes sont d'une insuffisance absolue et constituent toujours ces derniers en perte, principalement lors de la comparution devant la Cour d'assises du médecin qui a procédé comme expert, et qui est ensuite cité et taxé comme simple témoin.

12° Cette insuffisance est très-préjudiciable à la justice elle-même, en ce qu'il est possible que beaucoup de médecins instruits cherchent à éluder la citation, à raison du détriment considérable que ces affaires ne manquent pas de produire. Et c'est une perte enfin d'autant plus sensible et moins méritée qu'elle s'appliquera toujours à la même personne, par cela même que cette personne, en se livrant d'une manière plus spéciale aux études médico-légales, aura acquis plus d'aptitude et sera préférablement appelée.

13° La solution prompte et favorable de cette question,

donnée de manière à concilier les intérêts du trésor avec la dignité médicale et les intérêts professionnels, serait d'un grand encouragement pour ceux qui se livrent à la pratique si ingrate de la médecine légale, en même temps que la plus douce récompense accordée aux maîtres qui, tout en demandant encore les améliorations qu'ils ont reconnues nécessaires, ont placé, par leurs pénibles travaux, la médecine légale en France au rang qu'elle occupe aujourd'hui.

Il est certain qu'une amélioration de cette nature ne pourrait qu'exercer la plus heureuse influence sur le perfectionnement de la science médico-légale. Tous les auteurs qui ont fait faire à la médecine légale les progrès dont nous profitons aujourd'hui ; les Marc, Chaussier, Orfila, Collard de Martigny, Devergie (1), etc., ont successivement élevé la voix pour faire placer les médecins légistes au rang que leur caractère scientifique semble naturellement indiquer. Tous l'ont fait avec plus de talent que moi sans doute, mais non pas avec plus de conviction, et ont traité cette question bien moins sous le point de vue pécuniaire que sous celui de la dignité médicale.

La justice a demandé à la science des lumières, la science a répondu à l'appel honorable qui lui a été fait ; elle peut fournir, avec les données médicales actuelles, des hommes qui présenteront des garanties suffisantes. Il ne resterait plus qu'à compléter l'œuvre. Espérons que le Gouvernement, qui couvre de sa haute sollicitude tous les intérêts moraux de la France, examinera d'un regard favorable cette question, qui intéresse à un si haut degré la juste exécution des lois criminelles.

Châlons-sur-Marne, le 1ᵉʳ mars 1852.

L. DELACROIX.

(1) Voyez surtout Dévergie, *Traité de médecine légale*, édition de de 1852. (*Avant-Propos.*)

www.ingramcontent.com/pod-product-compliance
Ingram Content Group UK Ltd.
Pitfield, Milton Keynes, MK11 3LW, UK
UKHW031723170726
13836UKWH00001B/392